DE L'EMPLOI

DE

L'HUILE DE FOIE DE MORUE

DANS QUELQUES AFFECTIONS CHRONIQUES

(SCROFULES, RACHITISME, PHTHISIE PULMONAIRE, ETC.)

PAR LE DOCTEUR ESCALLIER,

Ex-interne des hôpitaux et de la Maison nationale de santé,
Lauréat des hôpitaux (médaille d'argent), lauréat de l'École pratique (1er prix),
Médecin du bureau de bienfaisance du 7e arrondissement.

Publié par L'UNION MÉDICALE, Janvier 1850.

PARIS,

TYPOGRAPHIE ET LITHOGRAPHIE FÉLIX MALTESTE ET Ce
Rue des Deux-Portes Saint-Sauveur, 18.

1850

DE L'EMPLOI

DE

L'HUILE DE FOIE DE MORUE

DANS QUELQUES AFFECTIONS CHRONIQUES.

(Scrofules, Rachitisme, Phthisie pulmonaire, etc.)

L'huile de foie de morue, employée depuis un assez petit nombre d'années, a maintenant conquis un rang éminent dans la thérapeutique. On a déjà publié un grand nombre d'obser-servations où son emploi a été suivi de succès remarquables dans le traitement des affections scrofuleuses et tuberculeuses; je rappellerai, à cet égard, les numéros de l'UNION MÉDICALE du 8 mai et du 2 octobre 1849. Dans le numéro du 8 mai se trouve le compte-rendu d'une séance de la Société médico-pratique de Paris, où plusieurs praticiens rapportent différens cas de guérisons de phthisie confirmée par l'emploi de l'huile de foie de morue à haute dose. Le numéro du 2 octobre nous offre les beaux résultats de la clinique du professeur Williams, de Londres: sur 234 phthisiques traités par l'huile de foie de morue, 204 ont été guéris ou notablement améliorés. Mon maître, M. le docteur Monod, a acquis aussi, d'après les résultats de sa nombreuse pratique, une très grande confiance dans l'emploi de ce médicament; et j'ai été témoin plusieurs fois de pareils exemples dans son service de la Maison nationale de santé, où je remplissais les fonctions d'interne. Je choisirai, entre plusieurs observations, la suivante que j'ai eu l'occasion de continuer dans ma pratique de la ville :

Mme L......, de Rouen, âgée de 23 ans, d'un tempérament lymphatique, née de parens bien portans, mais mariée à un commis aux écritures, dont la poitrine est fort délicate, entra à la Maison de Santé au mois d'août 1847, six mois après un premier accouchement; elle était affectée de glandes suppurant au cou, d'une tumeur blanche au genou droit, d'un gonflement notable au niveau de la partie moyenne du cubitus gauche et du 3me métatarsien de la main gauche.

M. Monod la soumit immédiatement à l'usage de l'huile de foie de morue et des pilules de Blaud, et il fit appliquer deux larges cautères de chaque côté de la rotule. Un abcès se forma au niveau du cubitus et du métatarsien quelques semaines après son entrée. Sortie de la Maison de santé pour aller à la campagne, elle ne discontinua pas l'usage des pilules de Blaud et de Vallet et de l'huile de foie de morue qu'elle prit jusqu'à la dose de six cuillerées par jour. Elle rentra dans le service au mois de mars 1848, à peu près guérie de l'avant-bras et de la main, mais avec le genou toujours gonflé et paraissant à demi ankylosé. En juin, elle quitta la Maison de santé avec un appareil inamovible, qu'elle garda pendant deux mois et demi, et elle prit, pendant plusieurs mois encore, une à deux cuillerées d'huile de foie de morue.

Je n'avais pas revu cette malade depuis le mois de juillet 1848, lorsqu'elle est venue m'annoncer, au mois de juin dernier, sa deuxième grossesse dans un état de parfaite santé qui, depuis, ne s'est pas démentie. Fraîcheur, vivacité, embonpoint modéré; son avant-bras et sa main n'ont conservé qu'une cicatrice adhérente pour trace de l'affection des os de ces parties; mais, ce qui m'a infiniment surpris, c'est le retour complet des mouvemens du genou : la malade fait les courses les plus longues sans en être plus fatiguée qu'elle ne l'était avant l'accouchement qui lui a été si fatal. Certes, M. Monod et moi nous n'eussions jamais pensé que ce genou eût pu guérir sans une ankylose au moins incomplète. Au mois de novembre elle est accouchée d'un garçon bien portant, et sa santé s'est maintenue bonne.

Depuis moins d'une année que je pratique en ville; depuis dix mois environ que je suis chargé du service du bureau de bienfaisance dans le quartier des Blancs-Manteaux, je ne saurais compter les heureux résultats que je dois à l'emploi de l'huile de foie de morue, je ne dirai pas dans les affections purement tuberculeuses, mais dans les diverses formes de la diathèse scrofuleuse. Presque chaque jour, j'ai eu l'occasion de la prescrire à des enfans débiles, amaigris, offrant des glandes au cou, affectés de suppurations variées, ou tombés dans un état de langueur extrême. Toutes les fois que la maladie ne s'était pas creusé dans l'organisme un lit trop profond, il ne se passait pas plus de deux à trois semaines avant que les parens enchantés me ramenassent leur enfant plus frais, plus vif, plus fort; et pourtant, on sait que dans ces pauvres familles l'alimentation est loin d'être celle que l'on désirerait et que l'on recommande. Parmi les faits les plus propres à démontrer la rapidité des effets du médicament, je citerai le suivant :

La femme Lentonnet, demeurant rue des Guillemites, 2, m'amène, a mois de juin dernier, un de ses enfans âgé de 3 ans. Cet enfant a marché pendant quelques semaines; mais, depuis quinze jours, il ne peut plus se tenir debout; il maigrit, pâlit; ses jambes tendent à s'infléchir en avant et en dehors; sa soif est vive, quoique l'appétit demeure assez bon; son ventre est volumineux, ballonné; quelques jours de constipation alternent avec quelques jours de diarrhée. Je prescris pour tout traitement une cuillerée à café d'huile de foie de morue matin et soir; *dix jours après*, la mère vient me montrer, avec une extrême satisfaction, que son enfant commence à marcher comme auparavant; je reconnais que son teint est meilleur, que son ventre a diminué de volume, et j'apprends qu'il demande moins souvent à boire, qu'il a eu depuis la veille deux garderobes de consistance normale. L'amélioration augmente les jours suivans; et, après quelques semaines, on peut supprimer le médicament.

Ici, il me paraît certain que l'huile de foie de morue a arrêté l'invasion du rachitisme. Chez une malade adulte, que je vis également comme médecin du bureau du bienfaisance, cette huile a triomphé avec une surprenante rapidité d'une diathèse scrofuleuse qui, déjà, s'était révélée par des lésions profondes et multipliées. Cette observation me paraît digne d'être citée :

Au mois de mai dernier, je suis appelé pour visiter la femme Maquet, demeurant rue du Puits, 5. Cette femme, âgée de 30 ans, allemande, blonde et lymphatique, habituée au grand air de la campagne, habite Paris depuis un an seulement, reléguée dans une étroite mansarde où elle était accouchée depuis sept mois. Il y a quatorze ans, elle avait été en proie à une maladie scrofuleuse, dont l'existence est accusée par des cicatrices situées au-dessous de la mâchoire et à la partie externe de la hanche.

Trois semaines après son second accouchement, elle fut prise de douleurs violentes, occupant toute la base du bassin; et, dès ce moment, elle fut obligée de garder le lit. A peine en était-elle descendue, que les douleurs, situées toujours dans la même partie, l'obligeaient à le reprendre. En même temps, les ganglions sous-maxillaires et inguinaux s'engorgèrent, et l'articulation métacarpo-phalangienne de l'index de la main droite devint le siége d'un gonflement fort douloureux, ainsi que la région parotidienne du côté droit. Les fonctions organiques subirent également une altération notable; l'appétit diminua peu à peu; les digestions devinrent difficiles; constipation habituelle; fièvre tous les soirs; dépérissement progressif. Cette pauvre femme n'avait reçu que les soins d'une sage-femme depuis son accouchement.

Quand je suis appelé auprès d'elle, je la trouve dans l'état suivant : face bouffie, d'une pâleur cireuse; deux ganglions sous-maxillaires suppurent; un autre foyer de suppuration existe à la région mastoïdienne droite, un autre à la partie externe et supérieure de l'aine droite; il y a, de plus, une fistule à la partie externe de l'articulation métacarpo-phalangienne de l'index gauche, communiquant avec cette articulation. Elle ne peut se tenir debout ni assise, à cause des violentes douleurs qu'elle éprouve à la base du bassin. En interrogeant la malade avec beaucoup de soin, en pressant avec une attention minutieuse sur les diverses parties du bassin, je reconnais que le foyer de la douleur est précisément au niveau des deux articulations sacro-iliaques, et surtout de la droite. Avec cet état local grave, coexiste un état de dépérissement général; émaciation des membres qui contraste avec la bouffissure de la face; appétit nul; soif vive; pouls petit et fréquent; le soir, bouffées de chaleur avec augmentation de la fièvre ; heureusement, la malade ne tousse pas, et l'examen de la poitrine ne me fait reconnaître aucune altération des organes de cette cavité. Je prescris 1° huile de foie de morue, une cuillerée le matin et le soir ; 2° tisane de feuilles de noyer ; 3° baume tranquille pour frictions.

Douze jours après cette visite, le mari de la malade vient m'annoncer que sa femme se trouve mieux ; qu'elle souffre moins, qu'elle a un peu d'appétit et reprend quelque force. (3 cuillerées d'huile de foie de morue, 4 pilules de Vallet, même tisane, mêmes frictions).

Quinze jours plus tard j'apprends que la malade commence à se lever, que ses douleurs sont beaucoup moins intenses ; que l'appétit est revenu ; que les digestions s'accomplissent assez facilement ; la face est moins bouffie, le teint plus clair, la plaie de l'aine et celle de la région parotidienne sont presque cicatrisées. (4 cuillerées d'huile, 6 pilules de Vallet.)

Pendant deux mois la malade prit ces quatre cuillerées d'huile et ces six pilules, excepté pendant un intervalle de quelques jours, qu'elle essaie à plusieurs reprises d'en suspendre l'emploi ; or, trois à quatre jours se sont à peine écoulés depuis cette suspension qu'elle sent les douleurs renaître ; peu de temps après la reprise du médicament, les douleurs diminuent. Après deux mois et demi de traitement, la malade peut venir à ma consultation; la fistule du doigt et celles des ganglions sous-maxillaires viennent de se fermer ; l'articulation métacarpo-phalangienne de l'index gauche paraît soudée ; la joue a repris une coloration rosée, les membres un embonpoint modéré ; l'appétit est très bon, la digestion facile ; les règles ont reparu pendant trois jours. Quant aux douleurs de la partie postérieure du bassin, elles ne se manifestent plus que lorsque la malade est restée longtemps debout ou assise. Je lui prescris encore pendant deux mois deux cuillerées par jour d'huile de foie de morue et quatre pilules de Vallet.

Le jour même où j'écris ces lignes, je revois la malade qui ne suit aucun traitement depuis deux mois ; elle vient me prier de lui prescrire l'huile et les pilules, car un des ganglions sous-maxillaires suppure de nouveau, et, depuis huit jours, elle sent ses douleurs revenir ; et elle est sûre, dit-elle, que l'usage de ces remèdes, pendant cinq à six jours, suffira pour la calmer. Du reste, sa santé générale est bonne.

Ainsi, voilà une pauvre femme qui porte les traces d'une affection scrofuleuse guérie depuis près de quinze ans. A l'occasion de son séjour à Paris, à l'occasion de la révolution produite dans toute l'économie par l'état puerpéral, cette affection a reparu pendant plus de six mois; elle a exercé librement ses ravages; elle s'est manifestée par des lésions multiples, suppuration de ganglions, tumeur blanche d'une articulation métacarpo-phalangienne, elle a porté et elle continue son action désorganisatrice sur deux articulations extrêmement importantes, et que le travail de l'accouchement dispose malheureusement trop à l'inflammation. Il me paraît certain que le temps n'était pas éloigné où cette inflammation des symphyses sacro-iliaques serait arrivée à suppuration; or, on connaît l'extrême gravité d'une pareille terminaison. D'un autre côté, l'état général de la malade était fort inquiétant. Pour toutes ces raisons, le cas était extrêmement sérieux, et le danger imminent pour la vie de cette pauvre femme. Eh bien! on a vu tous ces désordres disparaître rapidement et presque par enchantement; car, au bout de huit jours, il existait déjà un changement notable; le dix-huitième jour, elle se levait, et deux plaies étaient fermées. Après deux mois et demi de traitement, elle pouvait venir chez moi et paraissait guérie. Et, remarquez bien ce fait sur lequel j'ai déjà insisté, c'est que, plusieurs fois, la malade voulut essayer de suspendre le médicament; mais l'état des douleurs et un certain malaise général l'ont obligée de le reprendre; puis quelques jours de son emploi ont calmé cette légère recrudescence. En dernier lieu, elle a pu rester deux mois entiers sans traitement, mais les douleurs reparaissent depuis quelques jours; et il me paraît certain que le remède devra être repris et suspendu alternativement pendant plusieurs mois.

Si j'ai associé le fer au traitement par l'huile de foie de morue dans le cas dont je viens de raconter l'histoire, c'est que chez cette malade, en même temps que l'apparence propre aux sujets scrofuleux, il existait quelque chose qui rappelait l'état chlorotique : bouffissure de la face avec teinte cireuse de la peau, décoloration des lèvres, atonie générale ; d'après cette considération, aussitôt que l'usage de l'huile de foie de morue employée pendant douze jours eut amené un commencement d'amélioration et surtout la diminution de la fièvre, je crus convenable de donner un peu de fer ; la malade sentit, quelques jours après qu'elle en eut fait usage, que son estomac était plus fort ; elle digérait mieux et se sentait une certaine vigueur. Je pense que ce médicament, donné aux femmes en pareille circonstance, a le double avantage de combattre directement l'élément chlorotique et de disposer plus favorablement l'organisme à recevoir l'action bienfaisante du modificateur réel, qui est l'huile de foie de morue.

Dans ma pratique de la ville, j'ai obtenu également plusieurs succès remarquables, soit par la rapidité de l'action thérapeutique, soit par l'extrême gravité des lésions guéries. J'en citerai quelques-uns :

Mlle L..., âgée de 7 ans, demeurant rue St-Denis, appartenant à une famille aisée d'honorables négocians, est d'une constitution très délicate. Son grand'père est mort phthisique; son père, d'une constitution délicate, est sujet aux points de côté ; sa mère est chlorotique. Cette enfant a la rougeole; cette rougeole est compliquée d'une bronchite intense. Dans la convalescence de cette maladie, elle est prise d'une toux sèche, fréquente, revenant par crises, d'inappétence, de langueur, de fièvre tous les soirs. Les parens, fort inquiets, redoutent l'invasion d'une maladie grave. Pendant six jours, la série de moyens employés contre les rhumes est mise en usage et l'état de l'enfant ne fait que s'aggraver. Je prescris alors deux cuillerées à café par jour d'huile de foie de morue, et immédiatement après même quantité de vin pur. En moins de quatre jours, à la grande stupéfaction des parens, le mal a diminué, la fièvre complètement disparu, l'appétit et la gaîté sont revenus avec la fraîcheur du visage. L'enfant continue pendant deux mois l'huile à la dose de deux cuillerées à dessert, et depuis lors, quoique fort délicate, elle jouit d'une très bonne santé.

Voilà donc une enfant qui a reçu de sa famille une première prédisposition à la phthisie pulmonaire. Cette enfant est extrêmement délicate ; déjà elle a eu plusieurs maladies graves ; elle tousse tous les hivers : deuxième prédisposition ; elle vient d'avoir une rougeole parfaitement caractérisée, et compliquée d'une bronchite intense : troisième prédisposition. N'est-il pas probable que le retour de la toux pendant la convalescence, avec inappétence, tristesse, langueur, fièvre le soir, n'étaient que le début de cette terrible maladie à laquelle la pauvre enfant était prédisposée pour tant de motifs ? Eh bien ! en quelques jours tout cet appareil prodromique a disparu et la santé de l'enfant est devenue meilleure que jamais.

Dans l'observation suivante, la phthisie pulmonaire était très nettement caractérisée :

Mademoiselle C..., âgée de 6 ans, brune, d'une complexion très faible, née en Italie d'une mère qui y est morte phthisique, fut élevée dans ce même pays ; depuis six mois seulement elle habitait Paris, chez son père, fumiste, rue du Paradis-Poissonnière, lorsqu'elle fut prise de la rougeole, dans les premiers jours du mois de mai 1849. Cette rougeole fut compliquée de symptômes graves du côté de la poitrine ; oppression extrême, toux très fréquente, sèche au début, puis suivie d'une expectoration catarrhale abondante, râles sibilans et sous-crépitans dans toute l'étendue des deux poumons ; ces symptômes persistèrent pendant plus de quinze jours après la fin de l'éruption ; l'émétique et le kermès parvinrent à maîtriser les accidens inflammatoires aigus ; mais alors continua une toux revenant par quintes et donnant lieu à une expectoration abondante de crachats visqueux, peu aérés ; l'oppression généralement diminuée, revient le soir plus intense en même temps que des frissons passagers et bientôt suivis d'une chaleur brûlante ; appétit toujours nul, émaciation, dépérissement graduel ; la percussion accusait une diminution de son sous la clavicule et dans la partie sus-épineuse du côté gauche, une véritable matité dans les parties correspondantes du côté droit ; l'auscultation permettait d'entendre une expiration rude et prolongée au niveau du sommet du poumon gauche et des craquemens très marqués au sommet du poumon droit. Il y avait dix jours que les symptômes aigus étaient tombés, et l'état que je viens de décrire persistait. La pauvre enfant ne prenant absolument rien avait à peine la force d'ouvrir les yeux et de tousser. Je me décide à lui prescrire une cuillerée à café d'huile de foie de morue matin et soir, associée à autant de sirop de Tolu; quatre jours après elle paraît prendre avec plaisir du bouillon et du lait; la toux a un peu diminué, le redoublement fébrile du soir est moins intense; le huitième jour elle suce du poulet et joue sur son lit; le douzième jour, appétit difficile à satisfaire, elle demande à être levée, la fièvre du soir a totalement disparu, il n'y a plus que de rares quintes de toux, l'expectoration est beaucoup moins abondante; quant aux symptômes fournis par la percussion et l'auscultation ils ont subi peu de modification. Le rétablissement complet ne se fait pas longtemps attendre; l'huile de foie de morue est administrée et continue de l'être à la dose de deux cuillerées à bouche par jour et de la fin de juin à la fin de septembre l'enfant jouit d'une très bonne santé apparente; je n'étais certainement pas rassuré sur le résultat définitif, d'autant plus que, enfant gâtée, elle avait obtenu de son père de ne pas prendre le terrible médicament, et depuis près de six semaines, elle avait à peu près complètement cessé d'en faire usage.

Mais le 1er octobre, elle est prise de tous les accidens qui s'étaient manifestés pendant le cours de la rougeole : oppression, toux sèche, fièvre intense, crépitation générale des poumons, surtout du côté droit, où il y a une diminution évidente du son dans toute la hauteur avec l'ancienne matité de la partie supérieure. Je diagnostique une tuberculisation aiguë avec inflammation du parenchyme pulmonaire autour des tubercules; l'émétique donné d'après la méthode rasorienne et de larges vésicatoires parviennent à enrayer les graves symptômes, et aussitôt qu'une légère amélioration s'est manifestée, le 18 octobre, je fais recommencer l'usage de l'huile à la dose d'une cuillerée à café matin et soir; quatre jours après on en donne une cuillerée à dessert et huit jours plus tard une cuillerée à bouche. Mais j'avais constaté dès le 18 l'existence d'une caverne de la dimension d'un œuf d'oie au sommet du poumon droit, car sous la clavicule, dans la fosse sus-épineuse et dans la moitié supérieure de la fosse sous-épineuse de ce même côté, on entend un magnifique soufflle caverneux avec un gargouillement très marqué; une crépitation sèche et fixe existe au sommet du côté gauche. Toutefois une amélioration progressive et assez rapide s'est montrée dès la première semaine de l'emploi de l'huile; l'appétit est revenu et dès le 1er novembre il est assez vif; la fièvre du soir a à peu près cessé, et depuis le 4 novembre l'enfant joue sur son lit, dort bien, tousse à peine, on la lève; aujourd'hui, 18 novembre, elle est levée, marche dans la chambre, son teint est frais, elle dort toute la nuit sans tousser, ses fonctions organiques s'accomplissent fort bien, enfin l'auscultation pratiquée avec soin ne me révèle plus de gargouillement au niveau de la caverne, et le souffle qu'on y entend est plus moëlleux. En résumé, toutes les personnes qui entourent cette enfant la croient sauvée, malgré les appréhensions que je manifeste pour l'avenir.

On ne peut, ce me semble, se refuser à reconnaître ici une action thérapeutique très puissante de la part de l'agent médicamenteux dont je parle. Tout a concouru pour rendre le cas très grave et pour accélérer une terminaison funeste; mère morte phthisique, transplantation du climat d'Italie sur les bords de la Seine, constitution éminemment délicate, rougeole compliquée de bronchite capillaire très intense, retour de cette bronchite, on pourrait même dire d'une pneumonie disséminée, transformation à deux reprises de l'inflammation aiguë en fièvre hectique et dépérissement. L'huile de foie de morue a neutralisé les effets déjà très avancés de tant de causes unies pour concourir à la même fin; son action a été rapide, elle a pu être suivie jour par jour; elle a ramené l'économie dans les conditions ordinaires de la santé; elle paraît même, l'auscultation l'atteste, avoir heureusement modifié les désordres anatomiques dont le poumon est le siége.

Dans l'observation qui va suivre, il s'agit d'une affection non moins grave, mais dont le siége est différent, et peut-être les effets de l'huile de foie de morue paraîtront-ils encore plus merveilleux.

Madame M..., âgée de 46 ans, ouvrière en châles, demeurant passage Brady, d'une constitution sèche, d'une bonne santé habituelle, entra à la Maison de santé, service de M. Monod, au mois d'août 1848; elle se plaignait d'une vive douleur, offrant les caractères d'une névralgie et qui occupait le bas de la région lombo-sacrée droite, le côté externe de la hanche et de la cuisse. Après un mois de traitement par les calmans à l'intérieur, par les inoculations de morphine, le galvanisme, les bains de vapeur, cette malade se sentant soulagée, sortit de l'établissement. Je n'entendis plus parler d'elle jusqu'au 27 juin 1849, qu'elle me fit prier de lui rendre visite. A la première vue de la malade, je suis frappé par un ensemble de symptômes qui m'annoncent chez elle un état extrêmement grave, émaciation extrême, traits allongés, teinte blafarde de la peau, voix cassée; elle m'apprend que, depuis son départ de la Maison de santé, elle n'a plus éprouvé les violentes douleurs qui l'y avaient conduite; mais elle a été tourmentée d'une douleur sourde, augmentant par la pression, ayant son siége dans un point, que je reconnais être la partie supérieure de la fosse iliaque externe du côté droit; et de plus, voilà deux mois environ qu'elle s'est aperçue de l'existence, à la fesse droite, d'un abcès froid qui n'a pas cessé, jusqu'ici, de prendre de l'accroissement; et depuis ce moment elle a la fièvre continuellement, avec redoublement le soir. Elle a complètement perdu l'appétit; elle a maigri de plus en plus et est tombée graduellement dans l'état de langueur où je la trouve; il y a quinze jours qu'elle ne quitte pas le lit.

Cet abcès occupe la partie supérieure de la fesse droite; sa base a plus d'un décimètre de largeur, sa surface est parfaitement lisse, la peau qui le recouvre n'a pas changé de couleur; la palpation y fait reconnaître une évidente fluctuation; il n'existe aucune douleur au niveau de l'abcès, même à la pression, tandis que celle-ci en développe une légère, mais constante, à la partie supérieure et antérieure de la circonférence de l'abcès près de la crête iliaque. Le médecin qui avait donné des soins à la malade s'était contenté de lui prescrire de l'infusion de fleurs de mauve et des cataplasmes; et, à sa dernière visite, il avait déclaré que cette affection n'était plus de son ressort, qu'il fallait pratiquer une opération et faire appeler un chirurgien, et il ne revint plus. Appelé comme chirurgien, je reconnais aussitôt que j'ai devant moi un abcès par congestion, et pensant que le rôle de médecin est le seul qui me convienne ici, je dis à la malade que l'ouverture peut être retardée avec avantage et je lui prescris : 1° huile de foie de morue, une cuillerée à bouche matin et soir; 2° tisane de feuilles de noyer; 3° application de deux petits vésicatoires par semaine sur la partie de la circonférence de l'abcès qui est le siége de la douleur.

Je ne revois la malade qu'après huit jours de ce traitement : sa physionomie s'est déjà modifiée avantageusement; elle se sent un peu d'appétit et a mangé du potage gras ; la fièvre du soir a diminué (3 cuillerées d'huile). Huit jours plus tard, la figure n'est plus la même ; la malade mange de la viande ; elle a pu se lever une demi-heure ; elle n'a plus de fièvre le soir (3 cuillerées d'huile ; associer à celle du matin une cuillerée de sirop de proto-iodure de fer). Je reste quinze jours sans voir la malade ; elle me reçoit debout ; elle va et vient dans sa chambre ; elle a repris ses travaux ; son visage n'offre plus qu'une maigreur fort ordinaire ; les fonctions organiques s'exécutent parfaitement bien (mêmes doses d'huile et de sirop ; cesser les vésicatoires). Dans la quinzaine suivante, elle se hasarde à sortir et n'en ressent aucun inconvénient ; peu à peu elle fait des courses plus longues ; au commencement de septembre, elle retourne le matin faire un ménage de garçon qu'elle avait fait depuis dix ans et qu'elle avait abandonné depuis près de six mois. Enfin, elle vient à ma consultation le 15 de ce même mois, après avoir été l'avant-veille à pied au faubourg Saint-Antoine. Tout va bien, sauf l'abcès dans lequel une légère diminution de tension me paraît être la seule modification que l'on puisse apprécier. Je lui conseille de continuer pour tout traitement l'usage de l'huile de foie de morue à la dose de deux cuillerées par jour. Le 13 novembre, je revois la malade : elle s'est toujours parfaitement bien portée ; elle n'éprouve aucune douleur, si ce n'est après un travail prolongé dans la position assise. Mais ce qui est le plus remarquable, c'est que son énorme abcès de la fesse a fondu de moitié (c'est l'expression de la malade) : sa base n'offre plus que 5 à 6 centimètres de diamètre ; sa tension a considérablement diminué. Depuis quinze jours, elle ne prend qu'une seule cuillerée d'huile par jour ; je l'engage à la suspendre pendant une quinzaine de jours, afin d'observer les effets qui pourront résulter de cette suspension. Au milieu du mois de décembre, l'abcès est réduit à un noyau dur, du volume d'un œuf de poule seulement.

Je ne pense pas qu'il ait été donné à beaucoup de praticiens de voir guérir des affections de la nature de celle dont je viens de présenter l'observation. Mais s'ils ont été témoins de guérisons dans des cas semblables, je doute au moins qu'ils aient vu cette guérison s'accomplir d'une manière aussi rapide, et suivre aussi manifestement l'emploi de la médication dirigée contre un mal ordinairement si terrible et si rebelle. Ici la rapidité d'action et l'efficacité du remède ne me paraissent pouvoir être comparées qu'à celles du fer dans la chlorose, du mercure dans la syphilis. Une affection organique des os du bassin existait depuis près d'une année ; depuis plus de deux mois, elle s'était traduite extérieurement par un abcès qui avait acquis des proportions considérables, et offrait tous les caractères d'un abcès par congestion ; elle avait porté une atteinte profonde à tout l'organisme ; une fièvre hectique dévorait la malade. Qui eût pu, en pareille circonstance, espérer je ne dis pas une guérison, mais une amélioration ? J'avoue que je n'eus pas un instant cet espoir ; ce fut pour l'acquit de ma conscience que je prescrivis un traitement dans lequel j'aurais eu grande confiance s'il eût été administré plus tôt et surtout avant le développement de l'abcès. Bien grand fut donc mon étonnement de voir naître une amélioration aussi rapide, et de voir surtout la guérison survenir et se consolider. L'*abcès par congestion est réduit de plus des trois quarts ; l'état général est revenu ce qu'il était avant le début de la maladie*. Cela constitue bien, ce me semble, une guérison complète.

Tels sont, entre beaucoup d'autres, les quelques faits relatifs à l'emploi de l'huile de foie de morue que je désirais livrer à l'appréciation du public médical ; ces faits fussent-ils exceptionnels, que la prompte et réelle efficacité du remède devrait engager à la mettre en usage dans tous les cas analogues : mais je dois ajouter que, pour ce qui me concerne, et j'ai la conviction d'avoir un grand nombre de confrères de mon avis, ces faits constituent la règle, et le contraire est l'exception. Ainsi, j'ai eu l'occasion de donner des soins avec le professeur Chomel à une enfant de six ans, atteinte de phthisie pulmonaire à marche aiguë ; l'huile ne réussit en aucune façon à enrayer la marche de la maladie ; la fièvre et tous les autres symptômes marchèrent en s'aggravant jusqu'à la mort. Mais c'est le seul cas de phthisie pulmonaire sur 12 ou 15 cas que j'ai eus à traiter depuis dix mois, où l'inefficacité du remède ait été complète ; dans les autres, ou bien la maladie a été complètement arrêtée, il y a guérison apparente, ou bien il y a une notable amélioration. Quant aux cas plus nombreux de scrofule et de rachitisme, ils ont tous éprouvé de l'usage du médicament des résultats plus ou moins rapidement heureux ; et j'ajoute que le plus grand nombre de ces faits se rapporte à des malades du bureau de bienfaisance, c'est-à-dire chez lesquels les conditions hygiéniques sont on ne peut plus défavorables. Du reste, je le répète, je ne suis pas encore en mesure d'établir d'une manière scientifique la valeur thérapeutique de l'huile de foie de morue, j'ai voulu seulement signaler des faits dignes d'exciter les recherches de mes confrères, et qui pourront servir avec les résultats de ces recherches à formuler quelques vérités thérapeutiques.

FIN.

TYPOGRAPHIE ET LITHOGRAPHIE FÉLIX MALTESTE ET Ce,
Rue des Deux-Portes-St-Sauveur, 22.

www.ingramcontent.com/pod-product-compliance
Ingram Content Group UK Ltd.
Pitfield, Milton Keynes, MK11 3LW, UK
UKHW021019220726
13924UKWH00001B/67

9 782019 976347